AF465670

TOPOGRAPHIE

MÉDICALE DE ROCHEFORT

Imp. D'Édouard Bautruche, rue de la Harpe, 90.

TOPOGRAPHIE MEDICALE

DE ROCHEFORT,

PAR

JOSEPH-EMILE CORNAY,

(De Rochefort)

DOCTEUR EN MÉDECINE DE LA FACULTÉ DE PARIS, MEMBRE DE LA SOCIÉTÉ DES SCIENCES DE ROCHEFORT ET DE LA SOCIÉTÉ DES SCIENCES NATURELLES DE LA CHARENTE-INFÉRIEURE, ETC. ;

TRAVAIL

Dont le Conseil de Santé des armées a ordonné la publication dans le *Recueil des Mémoires de Médecine et de Chirurgie militaires.*

Lisez !

PARIS,

LABÉ, LIBRAIRE DE LA FACULTÉ DE MÉDECINE,

Place de l'École de Médecine, 4.

1846

TOPOGRAPHIE MÉDICALE
DE ROCHEFORT

Lisez !

La ville de Rochefort, *Rupifortium*, située dans le département de la Charente-Inférieure, à un myriamètre est de la mer, sur la rive droite de la Charente, est bâtie, comme l'indique son nom, sur un tertre assez élevé formé par un rocher de carbonate calcaire surmonté d'une couche d'argile rouge. Les environs sont parsemés d'élévations semblables qui se terminent les unes en pente douce, les autres par des sections vives ou en forme de coteau. Ces saillies, qui étaient autrefois des falaises et des îles, se trouvent séparées par des marais ou des prairies évidemment au même niveau, et dus à la rivière qui déposait ses vases en ces lieux, quand l'Océan baignait les collines actuelles. La mer se retire toujours et laisse encore sur les côtes de la Charente-Inférieure des atterrissements analogues formés de la même manière par le dépôt des terres que charrient les eaux de la Charente. Ce sont ces alluvions qui empêchent la mer d'arriver jusqu'à ses anciennes limites et qui formeront bientôt de nouveaux marais : c'est ce que l'on voit devant Brouage, anciennement le port de guerre, et ce qui a forcé Louis XIV à fonder le port de Rochefort; c'est aussi ce qui arrive devant la Rochelle qui se trouve déjà au milieu d'attérissements. Rochefort fut fondée en 1666. A cette époque la ville naissante était entourée de marais perdus; mais peu-à peu, on a exécuté des tranchées et des canaux qui ont assaini ses alentours; son intérieur même a passé par diverses périodes d'assainissement, et maintenent on peut l'appeler la ville propre. Toutes les mesures sanitaires ont été prises : les rues, qui sont bien pavées, ont leurs ruisseaux lavés par des eaux courantes ; des plantations d'arbres embellissent plusieurs d'entre elles ainsi que les remparts et les routes voisines. Cette belle petite ville, dont les maisons sont alignées au cordeau et qui a de vastes et jolies promenades, ne répand par elle-même aucun miasme malfaisant : voyons donc ce qui lui vaut sa réputation ; car il est inutile que je parle d'elle plus longtemps.

Lorsque l'on veut étudier les causes délétères qui agissent sur une ville, on doit toujours l'examiner dans ses détails, puis, si elle ne renferme rien de malsain, il faut s'occuper des différents foyers extérieurs d'infection et les envisager d'après une orientation ; car alors on est sûr qu'en tenant compte des vents, de l'humidité, de l'exposition des habitations, de la température, on arrivera à une déduction finale positive. D'après cette idée, j'ai fait un tableau (1) sur lequel j'ai indiqué, par des points, les principaux marais dont les exhalaisons peuvent se répandre vers Rochefort ; j'ai placé Rochefort au milieu en faisant passer par son centre deux lignes, l'une allant du nord au sud, et l'autre de l'est à l'ouest, afin que l'on voie tout de suite les marais du nord-ouest, du nord-est, du sud-est, et du sud-ouest. J'ai indiqué la nature des vents de ces quatre régions, de manière à pouvoir faire acquérir immédiatement la connaissance de la constitution médicale de cette ville.

Rochefort, comme je l'ai dit, ne contient point dans ses murs de sources d'infection ; mais aussitôt que l'on sort de ses remparts, on se trouve à peu près de tout côté dans des prairies d'alluvions baignées par la Charente. Ces

(1) Des difficultés de typographie ont empêché de publier ce tableau. N. D. R.

prairies sont belles et fournissent au bétail qui s'y engraisse de bons et abondants pâturages. Elles sont partagées en parties carrées ou *carreaux* par des fossés de deux mètres de largeur sur un mètre et demi de profondeur. Ces fossés se rendent à d'autres de trois mètres de largeur que l'on nomme ceintures, de sorte qu'une ceinture commande beaucoup de fossés; et les différentes ceintures du marais se vident à un canal principal, qui lui-même jette ses eaux à la rivière ou à la mer.

Si ces différents canaux étaient bien entretenus, certainement ces prairies ne développeraient que peu d'exhalaisons; mais soit que l'administration ne veille pas assez, soit insouciance ou économie de la part des propriétaires, tous les fossés deviennent des lieux de putréfaction. Voici comment : pour pénétrer dans les carrés avec le bétail les paysans ferment le fossé, dans une longueur de trois mètres avec de la terre, après avoir construit au fond un canal de trente à trente-cinq centimètres carrés en pierres sèches pour le passage de l'eau; le bétail en passant à la barrière fait tomber la terre de chaque côté du pont, ce qui bouche bientôt le conduit concurremment avec les herbes qui s'y amoncèlent; alors les eaux n'ont plus de cours sous ces ponts de terre. Mais ce n'est pas tout :

les fossés que l'on devrait entretenir et curer régulièrement, sont abandonnés à eux-mêmes pendant un laps de temps extrêmement long, et si ce n'est les ceintures, qui sont recalées et fauchées (1) quelquefois, je n'ai vu que très-rarement le curage des fossés, et encore je l'ai vu exécuté partiellement, par quelque propriétaire intéressé à ce que son bétail ne puisse sortir du carreau. Les fossés sont pour la plupart remplis, presque jusqu'aux bords, de boue infecte, sur laquelle croissent en abondance la conferve compacte des ruisseaux (2), et une foule d'autres plantes aquatiques; des poissons, des crustacés, des reptiles, des insectes, des coquilles se tiennent dans le peu d'eau qui s'y trouve. Que l'on juge ce que cette boue, ces végétaux, et ces animaux doivent produire dans ces cloaques sans issue, quand la chaleur se faisant sentir, une putréfaction active s'en empare, et corrompt l'air des environs.

Tous les fossés des marais desséchés de Ro-

(1) Le fauchage des herbes se fait annuellement pour les ceintures et les canaux seulement, et le recalage tous les cinq ans et quelquefois plus.

(2) Le limon des paysans. J'ai cherché le moyen d'employer dans les arts les herbes aquatiques, j'ai obtenu un très-beau papier à enveloppes; je ne doute pas que des industriels ne finissent par les utiliser de cette manière, ce qui serait bien utile à la salubrité.

chefort sont dans cet état, tels que ceux du Vergeroux, des Sœurs, de Saint-Laurent de la Prée, de Charras, d'Yves, de Voutron, de La Rochelle, etc.; les marais que je viens de citer sont ceux du nord-ouest.

Dans le nord-est, on trouve encore des marais desséchés et mal entretenus : tels que ceux de Mouille-Pieds, de Chartres, de St-Louis, de Genouillé, de Muron, de St-Hippolyte. Ceux d'Aigrefeuille sont des prairies mouillées par les pluies et peu dangereuses ; ceux de Surgères sont des marais à tourbe submergés par des eaux vives ; ceux de Lussan, de Tonnay-Boutonne, de St Jean d'Angely, ne sont point desséchés ; mais étant baignés par des eaux courantes et vives, ils agissent très-peu sur Rochefort, dont ils sont assez éloignés.

Dans le sud-est, nous avons le cours de la Charente, qui vient par Saintes, Taillebourg, St-Savignien, Tonnay-Charente, et qui sépare Rochefort de la Prairie-de-Rhône. La Charente est une rivière rapide qui coule à travers des argiles d'attérissement, qu'elle même a formés, et sur une couche de carbonate calcaire, qui fait le fond. Après avoir contourné la ville du côté de l'est et du sud, elle va se perdre dans l'ouest à la mer devant Fouras. J'oserai dire que les vases des bords de cette rivière ne sont point aussi malsaines qu'on pourrait le penser ; elles n'ont point le temps de l'être, car elles sont baignées, tous les jours, par une eau salée nouvelle, qui est amenée par le flux de la mer, et qui empêche la putréfaction. Du côté du sud-est, la Prairie-de-Rhône a des fossés mal entretenus ; cependant elle est assez sèche. Depuis Saintes, la rivière parcourt donc de belles prairies, dans lesquelles il peut bien y avoir quelques travaux à faire pour assainir; mais le sud-est se trouve le côté le mieux partagé, et Saintes est choisie depuis longtemps pour y envoyer les convalescents soit de l'hôpital, soit de la ville de Rochefort.

Le sud-ouest est la région la plus malheureuse. Elle est infectée par les marais de St-Agnant, de Brouage, de Marennes, de St-Jean-d'Angle et de St-Just d'une grande étendue, évalués à plus de sept mille hectares, tous marais salants abandonnés depuis près de deux cent cinquante ans, et que l'on nomme dans le pays *marais gâts*. Ces anciennes salines ont été creusées à plus d'un mètre au-dessous du sol qui est lui-même situé au-dessous du niveau des plus basses mers. D'après ces circonstances, ceux qui les ont construites ont été forcés de retenir la mer par des digues, et d'entretenir avec soin les canaux d'écoulement, pour dégager les réservoirs des eaux inutiles.

Maintenant les propriétaires ont abandonné ces marais, probablement parce que les frais d'entretien annulaient les avantages.

Ces salines sont formées de réservoirs de plusieurs grandeurs et qui servaient à différents usages; il y en a qui peuvent avoir 200 mètres de longueur, sur 40 mètres de largeur, et un à deux mètres de profondeur. Dans ces vastes fosses . comme dans les canaux des marais desséchés, il se développe des crustacés, des reptiles, des coquilles, des insectes, des poissons, et une foule de végétaux aquatiques; pendant les chaleurs, tout cela entre en décomposition après l'évaporation des eaux, et occasionne des émanations fétides qui portent au loin la maladie et même la mort. Le fond est aussi une boue noire putride, résultat de la décomposition qui a lieu chaque été, depuis qu'on n'y fabrique plus de sel. C'est dans ce point que résident les sources miasmatiques les plus dangereuses pour Rochefort.

Actuellement que nous connaissons l'état des marais, je vais parler des vents qui passent sur ces quatre régions.

Les vents du nord-ouest, froids et vifs, deviennent si violents qu'ils cassent les arbres, arrivent subitement par bourrasques, arrêtent les exhalations des membranes, causent des douleurs et toutes espèces de fluxions, donnent en hiver de la neige, brûlent les végétaux au printemps, peut-être parce qu'ils viennent de la mer et qu'ils sont vifs; ils passent sur les marais de Voutron, de la Rochelle, de St-Laurent-de-la-Prée, d'Yves, de Charras, du Vergeroux; ils sont assez fréquents et peu favorables à la putréfaction, trop forts, comme on peut en juger, pour faire éprouver à la ville l'influence dangereuse des exhalaisons qui s'échappent des fossés des prairies que je viens de citer.

Les vents du nord-est sont secs, très-froids en hiver, rafraîchissants l'été, donnent un ciel pur et un beau temps. Ils raidissent les membranes, règnent en mars, fin d'octobre et novembre, forment la gelée blanche, quelquefois la neige; les plus rares de tous, ils ne sont point favorables à la putréfaction, empêchent le développement des miasmes ou l'atténuent. Ces vents traversent les marais de Surgères, de Muron, de Genouillé, de Chartres, de Saint-Louis, des Sœurs, de Mouille-Pieds, de Saint-Jean-d'Angely, de Tonnay-Boutonne, de Saint-Hippolyte, de La Prairie-de-Rhône. Rochefort n'éprouve que du bien de ces vents de nord-est, puisqu'ils contribuent à annuler les miasmes et à rejeter sur la mer les effluves pestilentiels de Marennes, de Brouage, de Saint-Agnant.

Les vents du sud-est apportent à Rochefort une

chaleur humide, donnent des éclairs que l'on aperçoit toujours dans cette région. C'est ce que les habitants appellent du *châlin*, mot qui exprime le chaud humide. Ces vents occasionnent le relâchement des membranes et l'abattement ; ils sont rares en juin et juillet, favorables à la putréfaction surtout quand le sud domine, plus fréquents que ceux du nord-ouest; quand ils règnent, le ciel est chargé de nuages. Ils traversent les prairies de Saintes, de Taillebourg, de St-Savinien, de St-Porchaire; c'est le côté salubre des environs de Rochefort. Aussi, quoique ce soient des vents malsains, comme ils viennent de pays sains, ils ne communiquent à Rochefort aucune émanation marécageuse; ils lui donnent seulement le spectacle des plus vifs éclairs.

Les vents du sud-ouest sont frais-humides l'hiver, et tempérés-humides l'été. C'est par ces vents que les orages éclatent avec un tonnerre terrible; alors viennent des averses ou *pluies d'abat* qui tombent perpendiculairement du ciel, ou sous un angle de 20 à 25 degrés au plus. Ces pluies sont utiles pour laver la ville et pour remplir les fossés boueux où il existe trop peu d'eau. On a parfois de la grêle qui tombe aussi perpendiculairement. Le ciel est gris, sombre ; il inspire la tristesse. Les vents du sud-ouest dominent près de la moitié de l'année; ils sont donc les plus fréquents. L'été, ils sont très-favorables à la putréfaction, ils apportent sur Rochefort les émanations des marais infects de Brouage, de Marennes, de St-Agnant, de St-Jean d'Angle, de St-Just. Aux mois de juillet, août et septembre ils ont une chaleur humide qui les rend très-convenables au développement des miasmes; ils sont assez forts et comme faits exprès pour diriger les effluves sur la ville; en effet, nous avons vu que la pluie poussée par ces vents tombe sous un angle de 20 à 25 degrés; ils transportent doucement les miasmes qui ont par conséquent le temps d'agir.

Si les marais de St-Agnant, de Brouage, de Marennes, etc., étaient placés sous les vents de nord-ouest, comme ceux-ci sont violents, ces marais gâts seraient peu dangereux pour la ville. La pluie que ces vents chassent tombe sous un angle de 40, 50, 60 et même 80 degrés à la perpendiculaire, c'est-à-dire par bourrasques et souvent presque horizontalement, ce qui donne une idée juste de leur force; ainsi les miasmes n'auraient pas le temps d'agir, ils seraient portés au loin, se perdraient par diffusion dans l'atmosphère, et se trouveraient même atténués par ces vents frais du nord-ouest (1).

---

(1) De sorte que si l'on voulait fonder des cités, des villa-

D'après ce que je viens de dire, on voit que les marais de nord-ouest ne peuvent guère exercer d'influence sur Rochefort, car en hiver et au printemps les vents de cette région sont forts et vifs; l'été et l'automne, ils sont violents. C'est donc le côté du sud-ouest qui est le plus malfaisant pour Rochefort.

En général, pendant l'hiver et le printemps jusqu'à la mi-juillet, les marais étant submergés n'ont point de mauvais effet. Mais à cette époque où la chaleur a volatilisé les eaux, commence la période de putréfaction, qui se prolonge quelquefois jusqu'à la fin de septembre, et c'est précisément pendant ce temps que les vents du sud-ouest règnent presque constamment (1). Ce que je viens de dire est si vrai, que lorsque, pendant les mois de juillet, août et septembre, les vents

---

ges, des maisons de plaisance, il faudrait les placer par rapport aux marais, sous le vent qui atténue le plus les miasmes; ainsi, si c'était le vent du nord, on les bâtirait au sud des marais.

(1) Il y a deux périodes bien distinctes dans l'année pour les marais : 1° la période de submersion qui dure les trois-quarts de l'année; dans cette période, les marais ne sont point dangereux; 2° la période de putréfaction qui existe en juillet, août et septembre, année commune; elle cause les fièvres dites de marais et les typhus.

ne sont pas dans la partie du sud-ouest, il n'y a point, ou il y a très-peu de fièvreux à la ville ou à l'hôpital ; tandis que lorsque ces vents existent j'ai vu chaque jour une partie des hommes de la garde descendante de la troupe de ligne entrer à l'hôpital de la marine comme fièvreux ; leur chirurgien-major les envoie souvent en très-grand nombre. A mesure que les vents changent, les entrées diminuent d'une manière remarquable, et ces fièvres sont peu dangereuses.

Dans les mois de juillet, août et septembre, il se rencontre donc un concours de circonstances tendant à rendre la ville malsaine : des marais pestilentiels à un myriamètre au sud-ouest, une chaleur humide, des vents qui passent sur ces marais et qui viennent ensuite sur Rochefort.

Il est un fait remarquable qu'il est nécessaire de rapporter ici ; c'est que le côté de la ville exposé au sud-ouest est le plus maltraité, ainsi que tous les coteaux et le côté des collines exposés à ces vents pernicieux, tandis qu'un village au milieu des bois ou à l'abri d'une colline est souvent respecté.

Pour rendre plus frappantes les choses que j'ai avancées, je vais emprunter des chiffres à la statistique du département de la Charente-Inférieure, de M. Pelet, et l'on va voir par des termes moyens le rapport annuel des décès à la population, dans les différents arrondissements du nord-ouest, du nord-est, du süd-est, du sud-ouest.

NORD-OUEST.

Arrondissements de. . .	La Rochelle,	1 mort sur	35.
	La Jarrie,	1 —	45.
	L'île de Ré,	1 —	29.
	L'île d'Oléron,	1 —	30.
	Vergeroux,	1 —	29.

NORD-EST.

Arrondissements de. . .	Aigrefeuille,	1 mort sur	41.
	Surgères,	1 —	50.
	St-Jean-d'Angely,	1 —	49.
	Charente,	1 —	48.

SUD-EST.

Arrondissements de. . .	Jonsac,	1 mort sur	40.
	Saintes,	1 —	48.

SUD-OUEST.

Arrondissements de. . .	St-Agnant,	1 mort sur	21.
	Marennes,	1 —	19,
			18, 17 et même 16.

Voilà des chiffres qui démontrent que les arrondissements de St-Agnant, de Brouage, et de Marennes sont les principaux foyers d'insalubrité de Rochefort.

Tous les marais que j'ai cités peuvent se diviser : 1° en marais doux, c'est-à-dire formés ou baignés par des eaux pluviales ou par des eau de sources ou des eaux douces de rivières, lesquels présentent le moins de dangers (voyez les arrondissements du nord-est et du sud-est); 2° en marais salés ou saumâtres; ce sont *a* : les lais et relais de mer, dont les dessèchements étant mal entretenus sont dangereux; *b* : les mêmes attérissements non desséchés, qui le sont encore davantage; *c* : les mêmes attérissements contenant des salines abandonnées ou marais gâts, qui sont les plus dangereux de tous (voyez les arrondissements du sud-ouest).

Dans les marais doux la mortalité est de 1 sur 45.

Dans les marais de la côte desséchés et mal entretenus ou non desséchés, elle est de 1 sur 33.

Dans les marais salants abandonnés, de 1 sur 20.

La mortalité dans l'arrondissement même de Rochefort ne s'élève qu'à 1 sur 29.

Il existe aussi une cause d'insalubrité à laquelle on n'a pas assez fait attention; elle réside dans la nature même du sol. Ces terres alluviales (1) qui constituent le terrain des prairies situées entre les mamelons et les coteaux sur lesquels on a bâti Rochefort, Soubise, Charente

(1) Elles ont jusqu'à quatorze mètres d'épaisseur, comme devant Martrou, à gauche en venant de Rochefort, sur la rive droite de la Charente, au lieu où l'on a l'intention de faire un tunnel sous cette rivière.

et les autres villes, sont une source de miasmes, parce qu'elles contiennent beaucoup de parties organiques en décomposition, ou les éléments de leur décomposition. Ces terres répandent dans l'air, par une espèce de transpiration, des particules trop subtiles pour que l'odorat les perçoive pendant la chaleur du jour, lorsqu'elles se volatilisent. Mais le matin dans le brouillard qui s'est formé par la fraîcheur de la nuit, on reconnaît l'odeur infecte des marais. Ce brouillard s'étend sur les lieux les plus bas et les prairies. Il a une épaisseur de 4 à 5 mètres. Si l'on est placé sur un tertre ou même à une croisée, on le voit au-dessous des arbres à tête (têtards des paysans), dont on n'aperçoit que les rameaux.

Les soldats les plus forts qui passent la nuit en faction ne résistent point à son influence marécageuse, et sont bientôt pris de fièvres.

Il est à remarquer qu'il se développe toujours des fièvres intermittentes lorsque l'on remue les argiles d'attérissement, et cela a plus ou moins lieu quand on fait des terrassements dans des terres humides.

Comme dans l'hiver les fossés et les terres sont gorgés d'eau, on est obligé de faire le curage et les terrassements pendant l'été, ce qui est fort insalubre.

L'argile d'attérissement contient de la silice,

de l'alumine, du fer, du carbonate de chaux, des matières organiques et des gaz fétides.

Moyens d'assainir Rochefort.

Le médecin ne doit pas se borner à être seulement thérapeutiste, il doit aussi connaître, étendre et appliquer l'hygiène. C'est dans cette partie de la science que se trouvent une partie des vérités médicales. Aussi, maintenant que j'ai assez insisté sur les sources des miasmes qui peuvent nuire à Rochefort, je vais indiquer brièvement les moyens de les détruire, de les rendre moins malfaisants ou même de les prévenir.

Le mode de desséchement que l'on pratique actuellement est fort bon et pourrait complétement remplir le but qu'on se propose, si l'on suivait toujours pour l'établir les voies indiquées par la nature. Voici comment ces desséchements sont pratiqués : une vaste étendue de marais étant donnée, on la divise, comme je l'ai déjà dit, par des fossés, en *carrés*; tous les fossés se rendent à un petit canal appelé ceinture, et enfin les différentes ceintures du marais s'ouvrent dans un large canal principal qui se vide dans une rivière ou à la mer. Cette manière de dessécher paraît la seule praticable, car il est impossible, dans ces marais immenses, de ranger le sol en talus pour l'écoulement des eaux, ce qui, du reste, n'exclurait pas les canaux, ou même de l'exhausser par des terres rapportées. C'est donc le mode de canalisation actuel qui est le meilleur, et l'on peut dire qu'on en a obtenu depuis un siècle des avantages réels pour l'agriculture et pour l'hygiène. Mais si l'on voulait que ces dessèchements fussent plus utiles, il faudrait être moins systématique et suivre, je le répète, la voie que trace la nature. Ainsi, l'on voit sur toute la terre les eaux se répandre des hauteurs vers les lieux les plus bas, et c'est dans ces derniers que se forment les rivières, qui suivent en serpentant les pays au même niveau. Ce principe physique étant connu, il faudrait, dans les marais, établir les fossés et les canaux, dût-on les faire tortueux, dans les lieux où les eaux se rendent en plus grande quantité de toutes les parties du marécage : c'est ce qui ne se fait pas. Les ingénieurs percent les canaux en ligne droite et les fossés à angle droit à ces canaux, sans tenir compte de l'écoulement des eaux à travers le sol, de sorte que souvent un marais est desséché contre toutes les règles de la physique. Mieux vaut le résultat que la beauté et l'uniformité des dessèchements, car ces travaux du génie se ressemblent tous.

Souvent les ingénieurs font passer la ceinture ou le canal dans le lieu le plus élevé, sans consulter l'inclinaison des couches et des terres imperméables; il en résulte que, bien qu'il y ait un canal, les eaux continuent à s'écouler selon les lois naturelles jusqu'aux parties les plus déclives des couches géologiques, endroits choisis par la nature pour leur dépôt. Le canal n'étant point établi dans ces endroits mêmes, les eaux sont obligées de revenir par les fossés au canal mal situé, et trouvent souvent des obstacles insurmontables, ou au moins leur retour s'effectue avec beaucoup de peine. Cela porte un grand dommage à la récolte des foins dans beaucoup de prairies des environs de Rochefort, et nuit grandement à la santé des habitants.

Dans les marais desséchés, on devrait forcer les propriétaires : 1° à faire curer les fossés tous les cinq ans, et cela devrait s'effectuer simultanément dans tout un marais; 2° à faire faucher et enlever les herbes des fossés, ceintures et canaux, tous les ans à l'époque des basses eaux; 3° à faire sécher ces herbes et à les brûler sur place; 4° on devrait également veiller à ce que les fossés communiquent tous à la ceinture et à ce qu'il n'y ait point de pont de terre ou de pas qui entrave l'écoulement des eaux; 5° enfin, il faudrait donner aux fossés et aux canaux l'incanaison utile au cours d'eau; mais tout cela ne peut se faire sans instructions, sans inspecteurs et sans punitions pécuniaires.

Les marais de Rochefort sont nus et dégarnis d'arbres; il semble que la grande végétation ne puisse s'y former. Cependant dans ce sol argileux, l'orme, le frêne, le chêne, l'acacia, le peuplier, croissent avec une vigueur remarquable; il ne faut pas plus de huit à dix ans pour avoir des arbres d'une grande force. C'est l'orme qui convient le plus au sol plat des marais, car l'acacia, le frêne et le peuplier sont cassés par les vents impétueux du nord-ouest, tandis que l'orme est admiré par sa belle végétation dans le pays. L'orme seul remplit bien les conditions essentielles : c'est un arbre vivace, touffu, qui résiste aux vents, aux attaques du bétail, et qui donne un frais ombrage. Il est à remarquer que Rochefort a beaucoup gagné en salubrité depuis qu'on a fait des plantations; aussi les habitants doivent-ils désirer actuellement voir établir de semblables plantations dans les prairies. Tout le monde sait qu'un seul rideau d'arbres garantit quelquefois une ville des vents insalubres et qu'ils rafraîchissent et purifient l'air.

L'État devrait faire planter d'ormes les deux rives de la Charente jusqu'à la mer; de chaque côté on pourrait en établir cinq rangées sur les larges digues argileuses de cette rivière. Cela ne nuirait en rien à la navigation; de plus, on devrait encourager les propriétaires à planter autour des carrés des marais, soit en leur donnant des sujets de choix, soit en leur accordant une prime. La ville de Rochefort aurait même de l'avantage à participer à cette généreuse entreprise, car ses campagnes deviendraient belles et tout-à-fait salubres.

Mais il est un travail essentiel, que l'on doit différer le moins possible, c'est le desséchement complet des marais du sud-ouest, c'est-à-dire de St-Agnant, de Brouage, de Marennes, etc. Il est indispensable de combler les fosses, de niveler les terres, et d'employer le mode de canalisation des autres marais desséchés, en remplissant toutes les indications dont j'ai parlé plus haut.

J'ai souvent entendu dire par des propriétaires, que ces marais gâts, une fois desséchés, devenaient des prairies très-fertiles. Les prairies des environs de Rochefort nous donnent par leur végétation magnifique un exemple de fertilité. Il en résulte que des marais fétides, qui ne pouvaient servir à rien, sont convertis par le desséchement en terres de la plus grande valeur. Le desséchement est donc un moyen sûr de livrer à la culture de vastes terrains marécageux : il sert à la fois l'hygiène et l'agriculture.

Pour faciliter le desséchement des marais de Rochefort, l'État pourrait faire exécuter les plans par les ingénieurs de la marine ou des ponts et chaussées, et les travaux de terrassement par les condamnés des ports, qui ne demanderaient pas mieux que de vivre en plein air. Les propriétaires donneraient leur quote-part ou leurs terres en répondraient; enfin, les communes intéressées à l'assainissement devraient fournir dés fonds. Le gouvernement ferait le reste, puisqu'il a autorisé l'établissement de ces marais.

Maintenant, il faut que je parle des marais salants. Comment se fait-il qu'il soit facultatif à des propriétaires ou à des industriels, de faire établir d'énormes fosses pour en retirer un profit, dans un but d'utilité publique ou non, quand plus tard ces mêmes fosses, délaissées et putrides, porteront au loin la maladie et la mort à des populations peut-être de plus de cent mille individus? La santé publique n'est-elle pas aussi respectable que la propriété et que le commerce du sel? N'est-ce point aux législateurs à s'occuper de cette grave question de l'établissement des marais salants et de leur suppression par leurs propriétaires? Laissera-t-on creuser sans conditions ces salines qui deviennent si nuisibles? N'établira-t-on pas qu'il faut que le spéculateur dépose dans la caisse des communes, un cautionnement composé de l'argent nécessaire pour faire combler ces réservoirs, quand ils auront rendu tous les bénéfices possibles? Sera-t il plus longtemps facultatif à un industriel de s'enrichir sans prendre garde à la santé des habitants? Le droit certes n'est pas de ce côté ; c'est donc aux villes malheureusement situées sous l'influence de ces marais industriels (j'insiste sur ce mot, bien que le sel soit une denrée utile), qui sont les plus insalubres et les plus funestes, à invoquer la sagesse du législateur, pour qu'il les place sous l'égide de nouvelles lois.

On peut consulter les lois sur les marais, et les droits féodaux sur les atterrissements. Les lois sur les cloaques pourraient-elles être appliquées aux salines en activité et aux marais gâts ou salines abandonnées?

Les marais salants en activité sont même des plus insalubres ; le Gouvernement devrait donc faire étudier la fabrication du sel à l'aide du feu et des chaudières, ou par tout autre moyen d'évaporation artificielle, et favoriser l'emploi de ce système sur les côtes mêmes de la mer. La fabrication actuelle du sel, sur les côtes, doit être considérée comme un art insalubre, et mérite toute l'attention des gouvernants et des hommes de science.

Il est aussi un moyen, que je dois signaler, de rendre les fossés, les canaux et les réservoirs moins insalubres pendant la chaleur de l'été : il suffit de les submerger, en y faisant entrer les eaux de la rivière ou de la pleine mer. Ce moyen se pratique déjà dans le pays, pour que la putréfaction cesse, diminue ou n'ait pas lieu ; mais si l'on voulait qu'il devînt tout à fait efficace, il faudrait, dans le moment où la décomposition commence, que cette eau salutaire pût pénétrer dans toutes les cavités des marais, ce qui n'aura pas lieu tant qu'on n'entretiendra pas mieux les fossés et tous les conduits : en effet, l'eau ne va que dans les canaux et les ceintures, et cela est insuffisant.

D'après la situation géographique des marais, on introduit dans les canaux soit les eaux mêmes de la mer, soit les eaux de la rivière. Les eaux de la mer, qui pénètrent dans les canaux sont claires et déposent à peine, tandis que celles de la Charente contiennent une forte proportion de vase en suspension; il en résulte que le dépôt remplit peu-à-peu les canaux. Cependant si l'on pratiquait le curage tous les cinq ans, on aurait peu de travail à faire; ensuite on pourrait trouver des règles pour bien faire la submersion : ainsi , il ne faudrait pas introduire les eaux à toutes les marées, comme cela se pratique dans certains endroits, ou les laisser trop baisser, ce que les éclusiers font souvent dans l'intention de pêcher plus facilement le poisson. Les éclusiers devraient donner de l'eau lorsque la trop grande évaporation l'exige. Il faudrait aussi un homme intelligent chargé spécialement de la surveillance des marais.

Voici quelle pourrait être la consigne du garde des marais :

1° Voir si la circulation des eaux se fait bien ;

2° S'il existe dans les cours d'eau quelque embarras soit d'herbes, de bois, de terre ou de vase, en avertir le propriétaire qui aviserait dans le plus bref délai, sauf procès-verbal à la seconde réquisition ;

3° S'il y a trop d'eau dans les fossés, commander aux éclusiers d'en faire écouler la quantité convenable ;

4° Si les eaux sont trop basses, donner l'ordre d'en faire rentrer à la marée montante ;

5° Faire entretenir les échelles aux écluses, ainsi que ces dernières ;

6° Faire exécuter tous les ans le fauchage des herbes ; les faire retirer des fossés, et brûler sur les prés après leur dessiccation ;

7° Faire recaler et curer les fossés, etc., au temps convenu ;

8° Faire remplacer les arbres morts ;

9° Veiller à ce que chaque carré où l'on introduit du bétail ait un abreuvoir commode. Toutes ces conditions sont indispensables à la salubrité.

J'ai donné la topographie médicale de Rochefort, et j'ai démontré que cette ville est déjà salubre; j'ai parlé de la situation des marais les plus malsains sans oublier cependant ceux qui le sont à un moindre degré; j'ai dit que les vents du sud-ouest et la température des mois de juillet, août et septembre, favorisent les maladies épidémiques à Rochefort. La statistique m'est venue en aide pour établir quel est le principal foyer d'insalubrité; puis, après avoir montré toutes les conditions miasmatiques, j'ai indiqué les moyens de les détruire, en empruntant les ressources de l'hygiène; j'ai insisté sur la nécessité de refaire la législation qui régit les marais, de les mieux administrer et de changer s'il est possible la fabrication actuelle du sel en une autre moins insalubre. Puisse ce faible travail devenir utile à ma ville natale et aux autres villes de la frontière maritime!

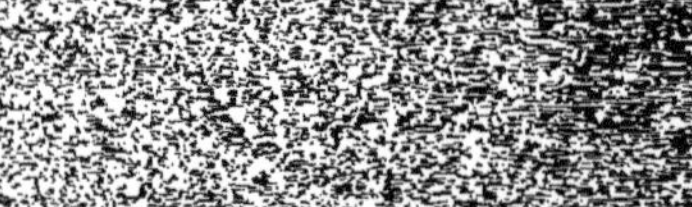

www.ingramcontent.com/pod-product-compliance
Ingram Content Group UK Ltd.
Pitfield, Milton Keynes, MK11 3LW, UK
UKHW012119240726
13965UKWH00005B/1840

9 782012 984165